健康生活，从"齿"开始

主　审　王燕一

主　编　张　彤　杜　姚　顾　斌

编　委　（按姓氏笔画排序）

马瑜瀚　文照取　刘　宁

杜　姚　张　彤　顾　斌

科学出版社

北京

内 容 简 介

　　本书聚焦儿童口腔健康，围绕学龄儿童最常见口腔问题，详细介绍了相关的口腔健康科普知识。全书一共分为四章，第一章是儿童口腔健康现状，目前儿童口腔健康仍存在诸多问题，需要儿童及其家长共同参与到儿童口腔健康工作中。第二章是口腔结构基础，向读者展示正常的口腔情况和儿童时期口腔的发展状况。第三章是口腔疾病治疗及预防，围绕学龄儿童最常见口腔问题，包括龋齿、牙髓炎、牙齿外伤等的治疗及预防，向读者进行细致阐述。第四章是口腔健康预防，通过介绍如何选择合适的牙齿清洁工具、正确的刷牙方法，以及龋病预防干预措施等，希望帮助读者树立口腔健康观念，从而养成良好口腔卫生习惯。

　　本书适合儿童及其家长阅读，以共同维护儿童口腔健康，同样也适合口腔医务人员在开展口腔健康科普宣教时参考。

图书在版编目（CIP）数据

　　健康生活，从"齿"开始 / 张彤，杜姚，顾斌主编. —北京：科学出版社，2022.3

　　ISBN 978-7-03-071725-2

　　Ⅰ.①健⋯　Ⅱ.①张⋯　②杜⋯　③顾⋯　Ⅲ.①儿童－口腔－保健　Ⅳ.① R788

　　中国版本图书馆 CIP 数据核字（2022）第 034622 号

责任编辑：钟　慧 / 责任校对：宁辉彩
责任印制：李　彤 / 封面设计：陈　敬

科学出版社 出版

北京东黄城根北街 16 号
邮政编码：100717
http://www.sciencep.com

北京建宏印刷有限公司 印刷
科学出版社发行　各地新华书店经销

*

2022 年 3 月第 一 版　开本：880×1230　1/32
2023 年 1 月第二次印刷　印张：1 3/8
字数：37 000

定价：29.80 元
（如有印装质量问题，我社负责调换）

前　言

　　每个人都希望拥有一口健康美丽的牙齿，健康美丽的牙齿使我们"吃嘛嘛香，身体倍儿棒"，还使我们在社交中充满自信。可是当我们的牙齿发生龋坏或是缺失了，不但会影响我们的整体形象，也会影响我们对食物的咀嚼以及发音，甚至会感受到疼痛，从而影响到我们学习和生活。那么如何保持口腔健康呢？希望通过本书的阅读，能从中找到你想要的答案。

　　笔者团队获得海南省科技厅课题资助后，在海南省小学开展"口腔科普进校园"活动，在校园内为学生们做口腔科普宣传时，逐渐有了针对儿童、家长以及口腔医务人员写一本通俗易懂、简单明了、图文并茂的口腔科普读物的想法，在活动推进过程中，本书的雏形构思就在脑海里初步形成，于是请了口腔学界多位教授，一起完成了本书的撰写。

　　本书是一本口腔科普读物，希望在儿童成长的道路上，能为儿童可能出现的口腔问题答疑解惑，并且希望通过对本书的阅读，儿童能养成良好的口腔卫生习惯。口腔健康将使儿童一生受益。健康生活，从"齿"开始！

编　者

2021 年 10 月

目　　录

第一章 儿童口腔健康现状

国家卫生和计划生育委员会（现国家卫生健康委员会）2017 年 9 月公布的《第四次全国口腔健康流行病学调查报告》显示：5 岁儿童的乳牙龋患率高达 70.9%，比十年前上升 5.8 个百分点；12 岁儿童恒牙龋患率是 34.5%，比十年前上升了 7.8 个百分点，儿童龋患呈上升态势。儿童龋病发展速度快，使牙体硬组织缺损，引起牙齿疼痛，影响患儿生活；发展为牙髓炎、根尖周炎，最终使患牙早失，导致恒牙发育畸形、牙列错𬌗畸形、面部不对称，严重影响患儿的身心健康；口腔疾病的治疗也给社会家庭带来经济负担。儿童口腔疾病已成为危害儿童健康和生活质量的公共卫生问题之一。

该调查报告还显示：5 岁儿童、12 岁儿童的每天两次刷牙率分别为 24.1% 和 31.9%；含氟牙膏使用率分别为 42.1% 和 55%。可以看出，学龄儿童缺少口腔疾病预防的知识和意识、缺乏良好的口腔卫生行为、缺少有效口腔疾病预防干预措施。口腔预防是为了达到维持和促进口腔健康的目的，对预防人群采取相应干预措施，使预防人群获取口腔保健相关知识和形成良好口腔卫生行为。良好的口腔卫生行为是保持口腔健康的基本要求。因此，只有预防人群同时具有相关知识和行为，进行有效的口腔预防，才能维护口腔健康。

小学阶段是口腔保健知识认识和正确行为养成的关键时期，6 岁是恒牙萌出初期，也是口腔内最重要的牙齿——"六龄齿"萌出时期，该时期口腔保健不当与儿童口腔疾病发展息息相关，如果能在这个时期让儿童掌握口腔保健知识，提高口腔保健意识，养成良好的口腔卫生习惯，如学会正确的刷牙方式、学习相应口腔疾病预防措施，可以提高儿童自我口腔保健能力，从而减少儿童口腔疾病的发生。

第二章 口腔结构基础

一、口腔的基本结构

我们的口腔像一个设计精巧、功能完备的食物研磨机，这个研磨机的组成部分有：上下唇、上下牙列、舌等。牙齿用来咀嚼食物，舌用来搅拌食物，舌的搅拌作用使我们的牙齿能更充分地咀嚼食物，上下唇闭合包裹着牙齿咀嚼的食物，使之不能向外溢出。我们的口腔同样是消化道的开口，当食物在口腔内完成了研磨，那么接下来磨碎的食物通过咽部后，就进入人体消化道的下一段旅程。

当然，我们的口腔不仅是一个研磨机，还是一部发声器，气流通过口腔，被唇、牙齿、舌、声带加工成不同的声音，不论是我们儿时呱呱坠地的第一声哭泣，还是我们在日常生活中与人进行语言的交流，不论我们说的是哪种语言，抑或是唱出优美的歌曲与旋律，都离不开我们口腔这部发声器。

我们的口腔从外向内依次是唇、牙齿和舌。唇分上唇、下唇，上、下唇连接部分构成口角，唇与口腔黏膜相连接。牙齿由牙龈包裹着，牙齿分为上牙、下牙，分别组成了上、下牙列；上牙列靠里的部分是上腭，由前部 2/3 的硬腭和后部 1/3 的软腭构成，软腭后缘正中有一个特殊结构，称悬雍垂；上腭后部是咽后壁，两侧各有一个扁桃体。舌向上的一面称舌背部，向下的一面称舌腹部，舌腹部由舌系带与口底相连接（图 2-1）。

口腔为消化道起始部位，具有重要的生理功能，参与消化、协助发音和言语动作等活动，具有感觉功能，并能辅助呼吸。口腔主要由牙齿、颌骨、口腔腺、唇、颊、舌、腭、口底等组成。

牙齿是口腔内重要器官，其功能是咀嚼食物和辅助发音，并保持面

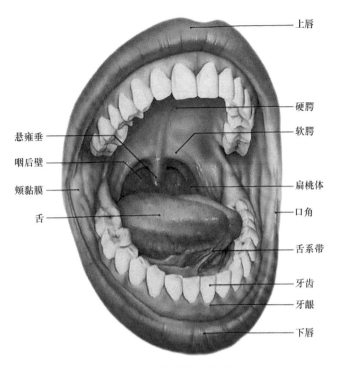

图 2-1　口腔的基本结构

部正常形态。

　　颌骨是口腔颌面部的骨骼支架，构成颌面部的基本轮廓。其中上颌骨和下颌骨是面部和咀嚼器官的重要组成部分。

　　口腔腺就是所谓分泌"口水"的腺体。人体的口腔腺由腮腺、下颌下腺、舌下腺等三对大唾液腺和散在分布于口腔和口咽部等处的小唾液腺组成。分泌的唾液主要含有淀粉酶，有助于人体对食物的咀嚼、吞咽和消化。唾液还有清洁口腔、抗菌、免疫和味觉等功能。

　　舌是口腔内的重要器官，主要由肌肉组成。除有发音作用外，还有咀嚼、味觉和辅助吞咽等功能。舌在建立正常咬合关系时发挥重要作用。舌还是中医观察全身疾病的重要窗口。

口腔颌面部的神经很多，但与口腔颌面部功能关系密切的神经主要有三叉神经、面神经、舌下神经等。①三叉神经是面部主要的感觉神经，如果面部发生麻木、疼痛一般都与此神经受损有关。②面神经支配面部的表情肌，人们所要表现的喜怒哀乐都与它密切相关，若出现嘴歪、眼斜、流口水等周围性面神经麻痹表现，则与面神经受损有关。此外它还传导舌前 2/3 的味觉和支配舌下腺、下颌下腺泪腺的分泌。③舌下神经是管理舌部肌肉的神经，舌部肌肉发生萎缩或舌功能障碍多提示舌下神经病变。

面部的血液供应主要来自颈外动脉。因为面部血管丰富，加之面部组织较薄、位置表浅，所以面部外伤后出血较多，但也有利于抗感染和组织愈合。

二、牙齿及牙周的组成

牙齿从外形上可分为牙冠、牙颈、牙根三部分。暴露于口腔内的是牙冠，牙冠色白而光泽；嵌于牙槽骨内的是牙根；介于牙冠与牙根之间的部分被牙龈包绕的是牙颈。牙的内部中空部分称牙腔；位于牙根内的称根管，与牙槽骨相通。

牙齿在结构上从外到内依次可分为牙釉质、牙本质和牙髓。牙冠表面覆有一层白色光泽的釉质称为牙釉质，是人体骨质中最坚硬的部分，是牙齿坚硬的保护性组织；牙本质主要由许多淡黄色的牙本质小管构成，与内侧的牙髓相通，牙根与牙颈表面覆有一层黏合质；最内侧的牙髓中富含血管和神经，当牙髓发炎时，可引起剧烈的疼痛。

牙齿的周围有牙龈、牙周膜和牙槽骨，共同构成牙周组织，对牙齿有保护、支持和固定作用。牙龈是口腔黏膜包绕着牙颈部和牙槽骨的部分，呈浅粉色；牙周膜是位于牙根与牙槽骨之间的致密结缔组织，内含较粗的胶原纤维束，其一端埋入牙骨质，另一端深入牙槽骨内，具有固定牙根和缓解咀嚼时所产生压力的作用（图 2-2）。

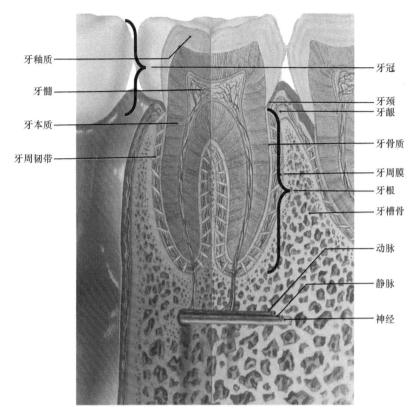

牙釉质

牙髓

牙本质

牙周韧带

牙冠

牙颈
牙龈

牙骨质

牙周膜
牙根

牙槽骨

动脉

静脉

神经

图 2-2　牙齿及牙周的组成

三、儿童牙列三阶段

　　儿童时期的牙齿主要是乳牙和年轻恒牙。根据儿童的生长发育、牙齿的萌出和乳恒牙的替换过程，临床上将儿童时期的牙列分为三个阶段：乳牙列阶段、混合牙列阶段和恒牙列阶段。在乳牙列阶段保护好乳牙，在混合牙列阶段促使乳恒牙的正常替换，使儿童最终能形成健康整齐的恒牙列。

　　1. 乳牙列阶段　即第一颗乳牙开始萌出到第一颗恒牙萌出之前的阶段，约在出生后的 6 个月至 5 岁。乳牙列是儿童的主要咀嚼器官，因此维护乳牙的健康对于颌骨和牙弓的正常发育、恒牙的萌出和排列有着重要意义。乳牙龋齿的发生率较恒牙高，并且由于乳牙钙化程度较低，龋齿发展速度较快，因此应高度重视乳牙龋病的预防。

2. 混合牙列阶段 此阶段为第一颗恒牙萌出后至最后一颗乳牙被替换之间的阶段，平均年龄为 6 ～ 12 岁。最先萌出的恒牙为下颌第一恒磨牙或下颌中切牙。最后被替换的乳牙是第二乳磨牙或乳上尖牙。这一阶段儿童口腔中同时存在着乳牙与恒牙，故称混合牙列（图 2-3）。此阶段为儿童颅颌面生长发育的关键时期，儿童不良生活习惯可引起不同程度的牙颌畸形：如口呼吸可引起牙龈增生、腭盖高拱等；吮指、咬唇、吐舌可引起牙齿移位，形成前牙开𬌗畸形；咬铅笔、筷子等也可引起咬𬌗畸形或牙列不整。如发现上述不良习惯应及时纠正。

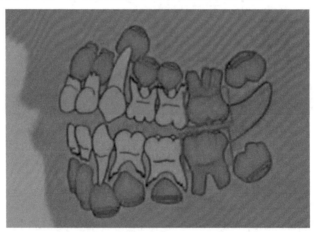

图 2-3　儿童时期的混合牙列

3. 恒牙列阶段 即最后一颗乳牙替换为恒牙至儿童时期结束的阶段，此阶段口腔内无乳牙存在。恒牙列阶段一部分恒牙的牙根虽已基本发育完全，但髓腔相对较大。第一恒磨牙患龋率居首位，龋病发生率有回升趋势，此阶段仍应重视龋病防治工作。

四、乳牙的形态与作用

乳牙是人生第一副牙齿，共 20 颗（其中乳切牙 8 颗、乳尖牙 4 颗、乳磨牙 8 颗），从 6 个月左右开始萌出，至 3 岁左右出齐。乳牙萌出有时间、顺序和位置规律特点：同名牙大致同时萌出，下颌牙一般先于上颌牙萌出。乳牙萌出顺序为 Ⅰ → Ⅱ → Ⅳ → Ⅲ → Ⅴ（图 2-4）。萌出时间可在一定范围内波动，乳牙的萌出时间范围可在 1 岁 9 个月 ～ 2 岁 1 个月内波动，但个别牙齿萌出时间个体差异较大，例如，下颌乳中切牙的萌出时间范围可在 4 ～ 13 个月内波动。

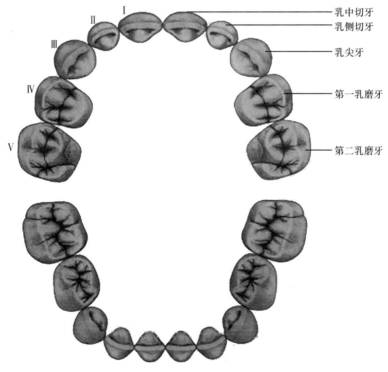

图 2-4　全口乳牙列

乳牙萌出后，牙根仍在继续发育，从牙齿萌出到牙根发育完成，约为1年。牙齿萌出是正常的生理现象，一般儿童没有明显不适。乳牙萌出时，牙龈可出现麻、痒等感觉，部分幼儿喜欢咬手指或其他物品以刺激牙龈。牙齿萌出时，唾液分泌增多，由于幼儿口底浅，又不能及时吞咽过多的唾液，可能会出现暂时性流涎，随年龄增长其可自行消失。

乳牙不仅是婴儿期、幼儿期和学龄期儿童咀嚼器官的主要组成部分，而且对儿童的生长发育、正常恒牙列的形成、正常发音和正常心理的形成等都起着重要的作用。

乳牙健康有利于儿童的生长发育。婴幼儿时期是生长发育的活跃期，正常的乳牙能发挥良好的咀嚼功能，有助于消化，利于生长发育。并且通过咀嚼还能给颌面、颅底等部位的软组织以功能性刺激，促进其血液循环、淋巴循环，增强其代谢，进而有助于颅颌面部正常发育。若咀嚼功能低下，颌面的发育会受一定的影响。

乳牙健康有利于恒牙的萌出及恒牙列的形成。乳牙的存在为继替恒牙的萌出预留足够间隙，若乳牙因邻面龋病致近远中径减小，或因乳牙早失，邻牙发生移位或倾斜，乳牙原占空间缩小，继替恒牙因间隙不足而萌出异常。乳牙早失还可使继替恒牙过早或过迟萌出。乳牙严重的根尖周病可影响继替恒牙牙胚的发育，导致恒牙釉质发育不全。乳牙对恒牙的萌出具有一定的诱导作用。如第一恒磨牙萌出时，即以第二乳磨牙的远中面为诱导面萌出，如果第二乳磨牙早失，第一恒磨牙常发生近中移位或近中倾斜，导致恒牙排列不齐。

乳牙健康有利于发音及心理发展。乳牙萌出期及乳牙列时期是儿童开始发音和学习说话的主要时期，正常的乳牙列有利于儿童正确发音。而乳牙的损坏，尤其上乳前牙的大面积龋病或早失，常给儿童心理上带来不良影响。

五、乳、恒牙的交替

随着恒牙胚发育，乳牙根逐渐吸收、脱落，由萌出的恒牙代替。乳牙是人体中唯一能生理性吸收、消失的硬组织，其吸收呈间断性，有活动期和静止期，故可以发现乳牙时而松动，时而稳固。自乳牙根形成至开始吸收，是乳牙根的稳定时期。乳牙各牙根稳定期分别为：乳中切牙 2 ～ 4 岁、乳侧切牙 2 ～ 5 岁、乳尖牙 4 ～ 7 岁、第一乳磨牙 3 ～ 8 岁、第二乳磨牙 3 ～ 8 岁。

乳、恒牙替换自 6 岁左右从下颌中切牙开始，至 12 岁左右替换完毕。乳牙脱落后，继替恒牙一般在之后的 3 ～ 6 个月萌出。除恒磨牙外，乳牙的脱落顺序与继替恒牙的萌出顺序相一致。

乳、恒牙替换如不能正常进行，称为乳、恒牙异常替换，包括乳牙早失和乳牙滞留。乳牙在脱落期以前缺失为乳牙早失，多由龋病或外伤所引起。乳牙早失后，由于前后牙齿移位，缺牙间隙变小，妨碍继替恒牙萌出，因此需戴间隙保持器以维持其间隙，以利于恒牙正常萌出。

乳牙到了换牙年龄而未脱落的称为乳牙滞留。接近换牙年龄，恒牙已萌，乳牙未脱落；或者恒牙未萌，但已超正常换牙年龄仍未脱落的乳牙，均应视为乳牙滞留。乳牙滞留的原因可分为局部因素和全身因素。局部因素包含龋病导致的乳牙残根，继替恒牙缺失、异位萌出，颌骨发育障碍等。全身因素有佝偻病、先天性梅毒、先天性外胚层发育异常、脑垂体功能障碍等先天性或遗传性疾病。滞留乳牙是否需要拔除，需要寻求口腔医生的专业意见，医生会根据具体情况进行分析，若继替恒牙已萌出，滞留乳牙一般都应拔除，若乳牙牙体状况较好，无明显龋坏，X 线片示继替恒牙牙根发育不足 1/2 的也可密切观察待其自行脱落（图 2-5）。若继替恒牙未萌出，应首先拍摄 X 线片判断有无恒牙。如果无恒牙，滞留乳牙牙体尚好，或仍有咬合功能可暂予保留。如有恒牙，用正畸方法可使恒牙萌出的应拔除滞留的乳牙。

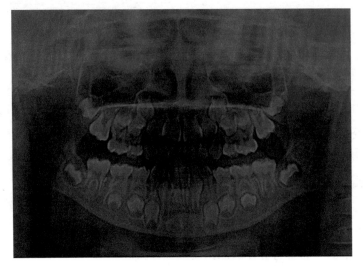

图 2-5 儿童时期混合牙列的 X 线图

六、恒牙的形态与年轻恒牙

恒牙是伴随我们一生的牙齿，共 28 ~ 32 颗（其中切牙 8 颗、尖牙 4 颗、前磨牙 8 颗、磨牙 8 ~ 12 颗，一般从 6 岁开始萌出，至 12 岁左右基本完成。第三磨牙萌出较晚，有些人到成年后才萌出，甚至终生不萌出）。恒牙的萌出顺序为：6 → 1 → 2 → 4 → 3 → 5 → 7（图 2-6）。6 岁开始萌出的第一颗牙齿，我们也称作"六龄齿"，也就是第一磨牙。

恒牙萌出时间可在一定范围内波动，一般为 1 ~ 2 年。但是，个别牙齿萌出时间个体差异较大，例如，下颌恒中切牙的萌出时间早的为 4 岁，晚的为 8 岁。恒牙萌出后，牙根仍在继续发育，从牙齿萌出到牙根发育完成，为 2 ~ 3 年。

恒牙萌出时如口腔卫生差，可造成牙龈红肿形成萌出性龈炎，幼儿可自觉肿痛或咬物不适。磨牙萌出时部分幼儿咬合面远中部分龈瓣覆盖，易集聚食物残渣和细菌，形成冠周炎和龋病，需及时就医。牙齿萌出时，牙根尚未发育完成，牙槽骨骨质较疏松，不良咀嚼习惯等易使牙

牙齿萌出顺序为：6→1→2→4→3→5→7

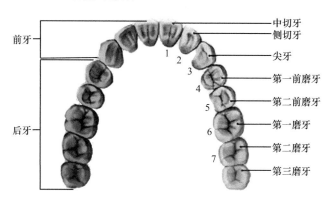

前牙
后牙

1
2
3
4
5
6
7

中切牙
侧切牙
尖牙
第一前磨牙
第二前磨牙
第一磨牙
第二磨牙
第三磨牙

图 2-6　上颌恒牙列

齿移位而导致错𬌗畸形。家长应注意培养儿童正常咀嚼习惯，纠正咬唇、吮指等不良习惯。

儿童时期恒牙虽已萌出，但未达𬌗平面，在形态和结构上尚未完全形成成熟的恒牙，称为年轻恒牙。年轻恒牙处于不断萌出中，故牙冠外观高度低，此时牙根尚未完全形成，根尖孔呈漏斗状，髓腔整体宽大，根管壁薄。因年轻恒牙萌出不久，磨耗少，前牙多见明显的切缘结节与舌边缘嵴。后牙窝沟明显，形态复杂，难以自洁。牙龈缘附着位置不稳定，随恒牙的萌出不断退缩，萌出 3 ～ 4 年后位置逐渐稳定。年轻恒牙硬组织较薄，矿化程度低，溶解度高，渗透性强，因此龋病发展较快。年轻恒牙釉质的羟基磷灰石晶体较小，晶体间有间隙。晶体的化学性质不稳定，易与氟等无机离子结合，因此临床上局部涂氟有较好的防龋效果。

年轻恒牙的牙本质小管比成熟恒牙的粗大，小管周围及小管间的矿化程度低，龋齿去除腐质时较为敏感。年轻恒牙的牙髓组织比成熟恒牙疏松，并且牙髓内血管丰富，因此年轻恒牙抗病能力及修复功能较强，有利于控制感染和消除炎症，但由于牙髓组织疏松、根尖孔大、血运丰富，感染也易扩散，年轻恒牙牙髓疾病应及早就医。

七、牙齿的异常萌出

牙齿的异常萌出包括早萌、迟萌、异位萌出以及不萌。

（1）牙齿萌出时间比正常范围显著提前称早萌。某些婴儿出生时即有牙，称为先天性牙。先天性牙的牙根发育不良，固位较差，极为松动的应尽早拔除，若牙齿松动不明显，则可暂时保留。若先天性牙牙尖锐利，易摩擦舌系带形成溃疡，应暂停哺乳，改为汤匙喂养，溃疡面涂甲紫溶液。部分婴儿牙槽骨黏膜上，出现大小、数目不等的乳白色米粒样突起，俗称"马牙子"，是牙齿发育过程中成釉细胞残余上皮没有完全吸收而形成的角化物，可自行脱落，无需处理。

（2）牙齿萌出时间比正常范围显著延迟称迟萌，乳、恒牙均可发生。全口或多数乳牙迟萌较个别乳牙迟萌多发，这是因为乳牙迟萌多由全身系统性疾病所引起，如佝偻病、甲状腺功能障碍、颌骨发育不全等。与乳牙迟萌不同，个别恒牙迟萌多于全口或多数恒牙迟萌。原因为乳牙早失、恒牙阻生、牙瘤、囊肿等，也可因为脑垂体功能障碍、维生素 A 及维生素 E 缺乏导致钙磷代谢异常等全身因素。牙齿迟萌需及时就医，拍摄 X 线片后与牙齿缺失相鉴别，对症治疗。

（3）牙齿在牙列正常位置外的部位萌出称异位萌出，多见于恒牙，第一磨牙、切牙、第二前磨牙和尖牙亦多发，其原因主要是乳牙早失、乳牙滞留等致恒牙胚位置改变，恒牙萌出方向改变，或者颌骨发育不全等。恒牙异位萌出有时可随儿童生长发育自行调整至正常位置，需经口腔正畸医师检查判断，如不能自行恢复可采用咬合诱导等正畸方法纠正。

（4）牙齿始终不能萌出口腔称牙齿不萌，由无牙症、先天性外胚层发育不全等先天因素引起。

第三章 口腔疾病治疗及预防

一、龋齿的治疗及预防

（一）儿童乳牙龋病特点

乳牙较恒牙易患龋，这与乳牙的解剖形态、矿化程度及其所处环境等因素相关。乳牙易患龋的原因如下所述。

1. 乳牙形态　乳牙牙颈部明显收缩，冠近颈 1/3 处隆起，邻牙间接触为面接触，牙列中存在生理间隙，以及牙冠部的点隙与裂沟较深，易滞留菌斑和食物残渣，形成不洁区。

2. 矿化程度　乳牙的矿化程度较恒牙低，抗酸力弱，牙釉质、牙本质薄，易发生龋。

3. 儿童饮食　幼儿咀嚼功能差，以流食或半流食为主，且甜食多，黏着性强，易发酵产酸。因此，这些食物易附着于牙面，容易导致乳牙龋齿的发生。

4. 口腔自洁和清洁作用差　儿童较难自觉地维护口腔卫生，家长也往往不够重视，加上儿童时期，特别是幼儿的睡眠时间长，口腔处于静止状态的时间也较长，此时唾液分泌量少，菌斑、食物碎屑、软垢易滞留于牙面上，致使细菌繁殖，成为致龋的因素。

由于乳牙易患龋，且进展较快，应重视儿童时期的龋病预防，定期进行口腔检查。

（二）儿童年轻恒牙龋病特点

年轻恒牙是指恒牙已萌出，在形态和结构上尚未形成成熟的恒牙。保护与及时治疗已发生龋坏的年轻恒牙，是形成健全的恒牙列的关键。年轻恒牙的龋病特点有：

1. 发病早易误诊 第一恒磨牙（俗称"六龄齿"）萌出早，龋齿发生早，患病率高，在混合牙列阶段，第一恒磨牙易被误认为乳磨牙而延误治疗。

2. 耐酸性差易患龋 年轻恒牙牙体硬组织矿化程度比成熟恒牙牙釉质差，萌出约 2 年才能完成进一步矿化，所以在牙齿新萌出的 2 年内易患龋。

3. 饮食习惯的改变 随着各种饮料，尤其是碳酸类饮料的饮用量增加，牙齿酸蚀症增多，尤其在儿童和青少年的年轻恒牙中有逐渐增长的趋势。应减少碳酸饮料的摄入。

4. 龋坏进展快 年轻恒牙髓腔大，髓角尖高，牙本质小管粗大，髓腔又近牙齿表面，加上年轻恒牙矿化程度差，龋坏往往很快波及牙髓，易形成牙髓炎和根尖周炎。

5. 易受乳牙龋坏影响 乳牙龋坏还可使口腔其他牙齿暴露于高危环境中，使刚萌出的年轻恒牙存在较大隐患。常因第二乳磨牙龋坏未及时治疗，导致第一恒磨牙的脱矿和龋洞形成。

6. 第一恒磨牙常出现隐匿性龋 因窝沟、釉板、釉梭等结构的存在，致龋细菌可在牙体内部形成龋洞，而牙齿表面相对完好。

（三）儿童龋病的治疗

龋病的治疗不仅仅是针对已经成洞的龋损，更重要的是防止龋的发生发展，保护牙髓的正常活力，避免因龋引起的并发症；恢复牙体的外形和咀嚼功能，维持牙列的完整性，以利于颌骨的生长发育。同时牙齿还是发音的辅助器官，治疗后有利于正常发音和美观，有利于儿童的身心健康。

1. 药物治疗 使用氟化物。用药物处理已形成龋洞的乳牙，可以起到去腐作用及达到充填前再矿化的目的，还起到对儿童龋病预防的作用。常用药：氟保护漆、2% 氟化钠溶液等。

2. 修复治疗　可以用于各种原因所致的牙体硬组织缺损，通过去除病变组织，恢复牙体外形，提高咀嚼功能，促进颌骨发育。常用充填修复材料：光固化复合树脂、玻璃离子水门汀、银汞合金（由于汞会对环境造成污染，现已少用）、不锈钢预成冠等。

（四）儿童龋病的预防

1. 树立正确的口腔卫生观念　首先，提高家长对儿童牙齿健康重要性的认识，要摒弃"乳牙要替换，坏了不治没关系"的错误观念，并明确乳牙龋病可以通过有效的牙齿清洁和培养良好的饮食习惯来预防。其次，寻求有效途径对儿童进行初级口腔卫生指导。再次，通过多种途径提高儿童对牙齿健康重要性的认识，力争使其自觉维护牙齿健康。

2. 使用氟化物　选择合适用氟方法，如含氟牙膏、含氟漱口水、含氟凝胶、含氟泡沫、氟涂漆等。对易感儿童定期用氟，在儿童完成龋齿治疗后，进行局部用氟的个性化预防。

3. 窝沟封闭剂　对儿童年轻恒磨牙及乳磨牙的窝沟，使用窝沟封闭剂封闭，预防窝沟龋。

二、牙髓炎的治疗及预防

（一）乳牙牙髓炎的治疗

1. 间接牙髓治疗　是指在治疗深龋近髓患牙时，为避免露髓，有意识地保留洞底近髓的部分龋损牙本质，用氢氧化钙等生物相容性材料覆盖龋损牙本质，以抑制龋病进展，促进被保留的龋损牙本质再矿化及其下方修复性牙本质的形成，保存牙髓活力。该方法适用于乳牙，也适用于恒牙。

2. 直接盖髓术　是用药物覆盖于牙髓暴露处，以保护牙髓、保存牙髓活力的方法。

3. 乳牙牙髓切断术 是在局部麻醉下去除冠方牙髓组织，用药物如氢氧化钙制剂等处理牙髓创面以保存根部健康牙髓组织的治疗方法。

4. 乳牙根管治疗术 是通过根管预备和药物消毒，去除感染物质对根尖周组织的不良刺激，并用可吸收的充填材料充填根管，防止发生根尖周病或促进根尖周病愈合。

（二）年轻恒牙牙髓炎的治疗

年轻恒牙牙髓炎治疗的原则：尽力保存活髓组织，以保证牙根的继续发育和生理性牙本质的形成。如不能保存全部活髓，也应保存根部活髓；如不能保存根部活髓，也应保存牙齿。

1. 未感染牙髓的治疗方式

（1）间接盖髓术：方法同乳牙。

（2）直接盖髓术：适用于机械性或外伤性露髓，意外露髓，露髓孔小于 1mm 者。

（3）牙髓切断术：年轻恒牙牙髓切断术是在局部麻醉下去除冠方牙髓组织，用活髓保存剂覆盖牙髓创面以保存根部正常牙髓组织的方法。

2. 年轻恒牙牙髓炎治疗方法

（1）根尖诱导成形术：年轻恒牙牙根发育不完全，根尖孔未形成，根尖呈开放状态。在年轻恒牙发生牙髓严重病变或根尖周感染时，由于开放的根尖无法形成有效的封闭，不能进行常规的根管治疗，因此治疗时首先须使其根尖闭合。通过诱导患牙根尖钙化屏障的形成或诱导牙根发育不全患牙根尖继续发育形成根尖孔均可达到根尖闭合的目的。

（2）根管治疗术：对于根尖已发育完成的年轻恒牙可行根管治疗术。根管治疗术是指通过根管预备和药物消毒去除感染物质对根尖周组织的不良刺激，最终将根管严密充填，防止发生根尖周病或促进根尖周病愈合。

（三）儿童牙髓炎的预防

儿童牙髓炎多源于龋齿，做好龋病的预防可有效减少牙髓炎的发生。儿童多喜甜食且难以主动进行有效刷牙，且儿童的龋病进展较成人更迅猛，甚至自己不能感觉到牙痛等，所以儿童的家长应日常辅助儿童刷牙，进行口腔疾病自查，最好定期检查口腔，及时发现龋坏牙齿并进行治疗。家长应监督儿童保持良好的口腔卫生习惯，掌握正确的刷牙方法。

三、牙外伤的治疗及预防

一切机械力造成的人体损伤都可称为外伤。牙外伤是指牙齿受急剧创伤，特别是打击或撞击所引起的牙体硬组织、牙髓组织和牙周支持组织的损伤。牙外伤是仅次于龋病造成儿童牙齿缺损或缺失的第二大疾患。年轻恒牙外伤多发生于 7 ～ 9 岁儿童，外伤牙齿多发生于上颌中切牙，其次为上颌侧切牙，下颌切牙较少见。牙齿外伤常伴有口唇黏膜撕裂伤，有时伴有颌骨骨折或牙槽骨骨折。受伤情况和牙根形成状态有关，牙根未完全形成的牙齿松动、移位、脱出较常见。牙根完全形成后，牙周支持组织相应坚固，易引起冠折或根折。

恒牙外伤可造成牙齿折断、松动、移位，影响咀嚼功能。牙齿缺损较多时可造成牙本质或牙髓暴露，牙齿松动、移位严重时可造成根尖牙髓和血管的损伤，如果牙髓组织损伤严重或处理不当，会造成牙髓炎症，甚至根尖周组织炎症，严重时影响年轻恒牙牙根的正常发育，甚至导致牙齿丧失，对儿童的牙齿、咬合等生长发育会产生影响。

（一）牙外伤的治疗

1. 冠折　简单冠折常采用即刻光固化复合树脂修复的方法来恢复牙齿外形。年轻恒牙冠折露髓后，应尽可能保存活髓，如果露髓时间过长，发生牙髓弥漫性感染，甚至牙髓坏死时，应去除感染牙髓。尽可能多地保存活的根髓和（或）根尖牙乳头，使牙根能够继续发育，可行根尖诱导成形术。

2. 冠根折　简单冠根折由于其断端常在龈下 1～2mm，可通过排龈止血，进行光固化复合树脂修复。对于复杂冠根折，在没有条件进行详细检查前，可用复合树脂和邻牙一起固定，使患牙处于相对稳定状态；对于断冠已脱离口腔的病例，年轻恒牙需直接盖髓防止根髓污染；发育成熟的牙齿可直接拔髓后封闭髓腔防止污染，并尽快到有条件的医疗机构进行进一步治疗。

3. 根折　近冠 1/3 根折的牙齿预后较差，如果残留牙根长度和强度不足以支持桩冠修复，需要拔除该牙，进行义齿修复。根中 1/3 根折患牙如有错位，应在局部麻醉下先行复位，再固定患牙。固定后应注意检查咬合，可利用调合或全牙列𬌗垫消除咬合创伤，需固定 1～4 个月，固定应为弹性固定，保持牙齿一定的生理动度。根尖 1/3 根折一般来说预后较好，如临床上几乎不松动，又无明显咬合创伤，可以不用固定等处理，只需勿用受伤部位咀嚼，进行定期复查即可；如有明显松动并伴有咬合创伤时，应对患牙进行弹性固定 4 周，定期观察牙髓、牙周组织状态和断面愈合情况。

4. 牙脱位性损伤　牙震荡和牙脱位还可造成牙髓暂时感觉丧失，对牙髓进行电活力测试和温度测试可无反应，这种暂时的感觉消失经过一段时间以后常可恢复正常。一般来说，牙震荡和牙脱位预后良好，在没有咬合创伤时，可不做特殊处理，但 2 周左右时间内勿啃咬硬物，并定期复查。

牙部分脱出和侧方移位的治疗原则：及时复位并固定牙齿，同时消除咬合创伤。复位应在局部麻醉下进行，动作轻柔，避免对牙周膜和牙槽窝的二次损伤。复位时要按顺序，特别是侧方移位的牙，有时需要首先解除唇腭侧根尖锁结，然后向根方复位。部分脱出牙复位后需弹性固定 2 周左右；侧方移位的牙齿常伴有牙槽突骨折，需弹性固定 4 周。

5. 全脱出 全脱出指牙齿受外力完全脱出牙槽骨。全脱出是最严重的一种牙齿损伤，造成牙周膜韧带撕裂，牙髓组织丧失血供，以及对牙骨质造成损伤，恒牙全脱出常见于单颗年轻恒牙。牙齿全脱出的治疗方法是牙再植术，如果在事发现场，可迅速捡起脱落的牙齿，拿着牙冠部，用自来水简单冲洗，直接将牙齿放入牙槽窝，或含在口中，用唾液保持脱位牙根湿润，嘱患儿小心地合上嘴，带患儿到医院就诊。

（二）牙外伤的预防

预防儿童牙外伤，应当提高全民防范意识。注重保护儿童的安全，例如，地板应防滑，尽量平坦，在台阶、楼梯等处设置醒目标志；消除设施的尖锐硬角，尽量使之圆钝或有明显标志；穿防滑鞋；儿童进行骑自行车、轮滑等运动时，要求佩戴防护头盔等。

另外，还应加强对儿童工作者关于儿童牙外伤防护和救助知识的普及教育，使幼儿园、学校老师和保健医生在日常工作中注重儿童牙外伤的防范，在遇到儿童牙外伤时，他们具有正确处置的能力。意识到无论是乳牙还是恒牙，牙外伤后都需要到正规医院的口腔科或口腔医院的儿童口腔科处理。全脱出的牙齿是可以再植的，时间是再植成功的关键；对于脱落的牙齿，最好是手持牙冠部，用冷水简单冲洗干净，把牙齿放回到牙槽窝内，再带孩子尽快到医院进一步诊治；也可把脱落的牙齿泡在冷牛奶、生理盐水、隐形眼镜保存液内，尽快带儿童到医院就诊；对于折断的牙齿，可把断片带到医院，医生会视情况进行处理。

儿童在日常运动中可应用运动防护牙托，这是一种弹性片状减震装置，覆盖并包裹在牙齿、牙龈以及牙槽骨上，隔绝上下牙齿、牙齿与面颊等组织，是具有力量传导与再分配作用的防护器具，它能在运动中保护牙齿及周围组织、颌骨和脑，避免其受到冲击和损伤。

四、牙列不齐的治疗及预防

牙列不齐又称牙列拥挤，在错𬌗畸形患者中最为常见，60%～70% 的错𬌗畸形患者中可见到牙列不齐的存在。造成牙列不齐的原因为牙量、骨量不调，牙量（牙齿总宽度）相对大，骨量（齿槽弓总长度）相对小，牙弓长度不足以容纳牙弓上的全数牙齿。

牙列不齐可能造成患者的咀嚼功能异常，影响牙周组织健康，影响面容美观以及心理健康。牙列不齐在恒牙列阶段最常见，乳牙列阶段则少见，特别在混合牙列阶段，新长出的恒前牙参差不齐，此时家长需带儿童去医院就诊。儿童在五六岁替牙期前，未出现乳切牙间隙，即可预示未来的牙列不齐，应注意观察。

（一）牙列不齐的治疗

多生牙绝大多数发生在上颌前牙区，造成前牙拥挤。多生牙的处理常常是外科拔除，但已造成的牙列紊乱多数不会因多生牙的拔除而自行消失，必须进行咬合诱导，才能使正在萌出的牙齿恢复到正常位置。

混合牙列阶段，严重的牙列不齐是由于牙弓长度不足，不够容纳牙的数量造成。治疗原则是增大牙弓长度或减少牙的数量。然而，牙弓长度增大是有限度的，一般认为增加 3mm 以内的长度是可能的。严重的牙弓长度不足必须用减少牙数的方法解决。但是在低年龄儿童，牙弓还有一个生长发育的问题。因此，在混合牙列阶段拔牙时，必须由医生对牙弓长度做仔细的分析后，确定牙弓长度不足的程度，再进行拔牙。

由于不良习惯导致的牙列不齐，可用戴唇挡矫治器纠正吮指习惯、带腭刺的上颌活动矫治器纠正吐舌习惯、加唇挡丝的上颌活动矫治器或下颌唇挡矫治器纠正咬下唇习惯、使用前庭盾纠正口呼吸等方法治疗。

（二）牙列不齐的预防

1. 预防牙列不齐的有效方法，就是在避免种种不利因素的同时，从儿童乳牙萌出开始，就应注意采取一些办法促进颌骨发育。促进颌骨发育的方法多而简便，一个行之有效并且很简单的方法就是，在儿童乳磨牙萌出后，经常给他们吃一些粗硬的食物，如面包干，到了换牙期可以给儿童吃些甘蔗、五香豆等。

2. 乳牙龋病应及早预防和治疗。

3. 及早破除口腔不良习惯，纠正儿童吮指、吐舌、异常唇、口呼吸、夜磨牙、偏侧咀嚼习惯等。

4. 多生牙、埋伏牙、外伤牙应尽早处置。

5. 乳牙早失的间隙应保持，乳牙滞留的应适时拔牙。

6. 影响颌骨发育，如前牙反𬌗需要早期矫治，防止牙列不齐的发生，严重牙列不齐时应序列拔牙。

五、龈炎的治疗和预防

儿童由于牙龈上皮薄、角化差，受细菌感染或外伤刺激后易发生炎症，又因乳牙解剖形态的特点，如牙冠近颈部 1/3 处隆起，牙颈部明显收缩，龈缘处易积存食物残屑而刺激牙龈。生理间隙的存在、萌出期暂时性的牙列不齐，易使牙垢堆积、牙石附着、食物嵌塞，这些因素也能刺激牙龈。不良修复体如金属冠边缘伸展不当、充填体的悬突、不合适的矫治器，以及一些口腔不良习惯、恒牙萌出等都可能造成牙龈的损伤和菌斑的滞留堆积而诱发龈炎，加上儿童口腔清洁卫生难以保证，因此儿童龈炎较为常见。

（一）龈炎的治疗

1. 菌斑性龈炎　彻底清除菌斑、牙石，消除造成菌斑滞留和局部刺激牙龈的因素，帮助患儿掌握正确的刷牙方法，保持口腔清洁。如有口呼吸不良习惯的患儿，应注意检查患儿鼻咽部的疾患，经治疗去除口唇闭锁不全的有关因素，改变其口呼吸习惯。牙列不齐引起的菌斑牙石堆积，经矫治和掌握良好的口腔卫生习惯后牙龈炎症会逐渐减轻、消失。

2. 萌出性龈炎　轻微的炎症无需特殊处理，改善口腔卫生即可减轻牙龈症状。炎症较重时可用 3% 的过氧化氢溶液和生理盐水冲洗，局部用碘甘油。伴发淋巴结肿大或间隙感染时需要全身应用抗生素进行治疗。萌出性囊肿可以随着牙齿的萌出而消失，影响萌出时可切除部分组织来暴露牙冠。

3. 青春期龈炎　由于青春期激素水平增高，对牙龈炎症有暂时性加重作用，青春期过后牙龈炎症可有部分消退，但原有的龈炎不会自然消退。因此，去除局部刺激因素、改善口腔卫生状况仍是青春期龈炎治疗的关键。多数经基础治疗后可痊愈，对个别病程长且牙龈过度肥大增生者，必要时可采用牙龈切除术，完成治疗后应定期复查，同时教会患儿正确刷牙和控制菌斑的方法，养成良好的口腔卫生习惯。特别是对于准备接受正畸治疗的患儿，在正畸治疗过程中更应进行仔细的牙周检查和预防性洁治，避免正畸过程中由于矫治器或患儿口腔卫生不良造成的对牙周组织的刺激和损伤。

4. 急性龈乳头炎　由于嵌塞的食物、充填体的悬突，以及邻面龋、牙石刺激导致。去除牙石的局部刺激，并使用抗菌消炎药物如 3% 的过氧化氢溶液冲洗，待龈乳头的急性炎症消退后，彻底去除病因，如消除食物嵌塞的原因、治疗邻面龋和调改不良修复体的边缘等。

（二）龈炎的预防

1. 注意儿童日常饮食。各种各样的煎炸食物、辛辣食物是儿童的最爱，但是这类食物对牙龈刺激都很大，长期食用很容易损伤儿童的牙龈，所以尽量让儿童少吃这些食品。

2. 适当地多吃富含维生素 C、叶酸的蔬果，如胡萝卜、菠菜、木耳、山楂、苹果。

3. 日常生活中应注意口腔的保健及饮食的吸收，养成良好的口腔护理习惯，早晚刷牙尤其是在睡前，可以清除牙菌膜，减少在睡觉时牙菌膜的积聚。每 6 个月至 1 年，定期去口腔科医生处清洁牙齿，预防牙菌膜变成牙石，及时清除已形成的牙石。

六、口腔溃疡的治疗及预防

创伤性溃疡是由物理性、机械性或化学性刺激引起的病因明确的黏膜病损，婴幼儿创伤性溃疡多由于局部机械刺激与不良习惯所致。如儿童舌系带处的创伤性溃疡或乳牙残冠、残根以及慢性根尖周炎而根尖外露等刺激，持续损伤相对应的黏膜，可形成局部溃疡。也有部分口腔溃疡是由于缺乏维生素 B 或全身免疫因素而引起。

（一）口腔溃疡的治疗

局部可用消毒防腐药物如 0.1% 氯己定溶液擦洗。牙齿应行磨改，以减少刺激。损害明显者可适当改变喂养方式，尽量减少吸吮动作，促进溃疡的愈合。对舌系带过短者在溃疡治愈后应行修整手术，以免复发。对儿童乳牙残冠、残根以及慢性根尖周炎引起的创伤性溃疡的治疗，应及时拔除患牙，局部应用消毒药物。儿童口腔溃疡要注意消除致病因素，比如偏食导致维生素缺乏、咬唇、口腔卫生不佳等。

（二）口腔溃疡的预防

1. 保持规律的进餐习惯，避免口腔局部刺激，避免食用过硬、尖锐的食物。

2. 去除口腔内的致病因素，调磨过高牙尖，拔除残根、残冠等。

3. 均衡营养，不挑食，多吃蔬菜和水果。

第四章　口腔健康预防

一、树立健康观，养成好习惯

随着人们生活水平的不断提高，健康意识与日俱增，口腔健康观念也开始升级，人们开始意识到一口好牙不仅仅关系到饮食与美观，还对生命质量直接产生深远影响。口腔健康是全身健康的重要组成部分。随着现代口腔预防医学的发展，人们已经可以通过有效干预，控制口腔疾病的发生、发展，我们应当树立"健康的牙齿可以伴随终身"的观念。

通过口腔医务工作者的宣传和广大新闻媒体的报道，人们能接受最新的、正确的口腔健康知识，进而树立正确的口腔健康观念，从而培养良好的口腔健康习惯。要养成良好的口腔卫生习惯，还要以科学的、全面的口腔疾病预防知识为导向。良好的口腔健康习惯需要长期坚持，从而保证终生有一副健康的牙齿，为全身健康提供保障。

树立口腔健康观念，养成良好口腔习惯，是一把打开口腔健康之门的钥匙。

二、选择合适的牙齿清洁工具

随着科技和医学的发展，人们生活水平的提升，预防保健意识也在不断提高，人们越来越重视口腔健康。世界卫生组织（WHO）对口腔健康的定义为：牙齿清洁、无龋洞、无痛感、牙龈色泽正常、无出血现象。那么，如何能保持牙齿清洁？那就要使用到牙齿清洁工具。我们常用的牙齿清洁工具有：牙刷、牙线、牙间隙刷等。这些常用的牙齿清洁工具在一般的超市或便利店都可以买到，这些不同种类的牙齿清洁工具，有着不同的牙齿清洁作用，不可相互替代，不同的牙齿清洁工具使用方法也不相同。

（一）牙刷

牙刷的作用是去除牙面上的菌斑，是保持口腔清洁卫生的最重要工具。牙刷由刷头和刷柄两部分组成，牙刷的刷头形状一般为方形，方形刷头能有效清洁牙齿的每一个表面；传统的牙刷刷柄为直柄，使用起来比较方便。

1. 牙刷的选择 市场上的牙刷品种繁多，究竟选择怎样的牙刷才比较适宜呢？可以从以下几方面考虑：

（1）刷毛的硬度：市售牙刷的刷毛一般为尼龙刷毛，可分为软性、中性、硬性三种，平时使用中性硬度的牙刷比较适合。买牙刷时，可用手指压一下样品的刷毛，如手指有刺痛感则表示太硬，不宜选用。还可以通过观察来判断刷毛的硬度，刷毛顶端显得参差不齐的为软毛牙刷，刷毛排列规则整齐的为硬毛牙刷。

（2）刷头的大小：刷头大小的选择就必须综合考虑口腔大小、张口程度及个人习惯等因素。尽量使用小巧的刷头，以便能深入口腔深处，保证灵活转动，清洁后部牙齿。儿童口腔清洁应选择符合其年龄的儿童牙刷。

（3）牙刷的种类：牙刷可分为普通牙刷和电动牙刷。普通牙刷需要我们在口腔内手动进行刷牙；电动牙刷是靠振动旋转来清洁牙齿，虽然电动牙刷的工作方式与普通牙刷不同，但刷牙效果和普通牙刷相同。由于电动牙刷的刷毛是采用旋转运动的方式，所以需要在每个牙面上停留一段时间，才能达到清洁牙齿的目的，因此使用电动牙刷比较费时，需要有足够的耐心。

正确使用电动牙刷确实具有清除牙菌斑、预防龋齿的作用，但电动牙刷若使用方式不对，反而会对牙齿造成伤害。如果电动牙刷放进嘴里，而不同步地进行上下移动，就不能彻底清洁牙齿的窝沟、牙龈沟和齿缝等特殊部位的病菌，同样会引发牙齿疾病。7 岁前的儿童正处于长牙和换牙的关键时期，牙齿和牙周组织比较稚嫩，相较于普通牙刷，电动牙刷的频率和力度是固定的，由于儿童不能掌握合适的使用方法，容易损伤稚嫩的牙龈，同时还会使牙齿遭到剧烈的磨耗，所以儿童应慎用电动牙刷。

2. 牙刷在使用过程中的注意事项

（1）牙刷不能合用，要坚持一人一把牙刷的原则，以免引起传染病的交叉传播。

（2）牙刷每次使用后必须用清水彻底清洗，不但要洗去牙刷上残留的牙膏和食物碎屑，而且每次用完牙刷后要将水分尽量甩去，将牙刷头朝上放在漱口杯里，并置于通风干燥处，否则潮湿的牙刷容易滋生细菌等有害健康的微生物。除了应尽量保持牙刷干燥以外，还应尽量把牙刷放置于有阳光的地方，以便牙刷在阳光下曝晒消毒。牙刷多是由尼龙丝制成的，受热容易变形，因此不能在高温水中洗涤，更不能用煮沸法消毒。

（3）牙刷只要用上一段时间，就会有大量的细菌生长繁殖，其中有白念珠菌、溶血性链球菌、肺炎球菌等。这些细菌会通过口腔直接侵入人体消化道和呼吸道，可能引起肠炎和肺部感染等，同时如果通过口腔黏膜破损处进入人体血液，则会引起严重的血液疾病。不洁的牙刷不仅会导致牙龈发炎，还是多种疾病的传染源，不利于口腔健康，因此至少每3个月更换一把牙刷。如果刷毛已散开或卷曲、失去弹性，牙刷的清洁能力就变差了，不能很好地保障牙齿的健康和卫生，必须及时更换，否则对牙齿和牙龈不利。

（二）牙线

牙线是一种辅助清洁牙齿硬组织表面的工具，牙齿在口腔内有五个面暴露，但是通过刷牙，只能有效地清洁牙齿的唇面、舌面、咬合面三个面，所以单纯的刷牙只能清除约65%的牙菌斑，近中邻面和远中邻面一般牙刷的刷毛很难到达。在这两个邻接面上，会有牙菌斑的附着，牙菌斑会引起龈炎、牙周炎和龈乳头炎，以及邻面的龋坏。因此，需要牙线配合来清理这两个邻面，牙线可以洁净牙缝的牙菌斑，这是牙刷所无法解决的地方。这就是为什么即使刷完牙再使用牙线依旧可以拉出残渣，并能闻到一些发臭的味道。作为最常推荐使用的清除邻面菌斑的方法，牙线能有效地清洁牙刷毛所达不到的位置，适用于大多数人。所以，为了我们的牙齿更加健康，我们还要学会使用牙线。

牙线是一种十分理想的清洁用具。有人担心每天用牙线，会把牙缝撑大了。其实正确使用牙线不会使牙缝变大。因为牙齿本身就有一定天然动度，可以轻微地前后左右移动，牙线可以利用这一动度，轻松通过，牙线本身是扁的，更容易通过狭小的缝隙，所以无需担心。

普通的缝线不能代替专用的牙线，牙线可以由丝线、尼龙线、涤纶线、聚四氟乙烯线等不同的材质来制成，它们共同的特点就是，既要柔软又要有弹性，同时要有很强的韧性，这样可以既有效清洁牙齿硬组织表面，又不会损伤牙龈的软组织。还有设计成带手柄的牙线棒，以协助我们更好地进行操作。

当我们使用传统牙线时，将牙线从牙线盒中拉出，拉取一个前臂长的牙线（约 30cm）。将牙线在两手的中指约第二指节处绕两三圈，使牙线固定，不要将所有牙线都缠绕在食指上，以免影响血液循环。用食指与另一只手的拇指绷紧牙线，两指间距离约 5cm；用缓和的拉锯样的动作，将牙线拉入两牙之间，牙线轻轻通过两牙之间接触点，使牙线紧贴在牙面上，上下内外牵动牙线，嵌塞的食物即可随牙线的移动而被带出。把牙线紧贴牙面成"C"形，缓和地从牙根向牙冠方向移动，可清除附着在牙邻面上的牙垢和菌斑，每一个牙面要上下刮刮 4～6 次，直至牙面清洁。使用时，不要用力过大，否则容易损伤牙龈导致牙龈出血。

用牙线清洁前牙区时，用一手拇指与另一手的食指绷紧牙线，两指指甲相对，将牙线放入牙龈和牙齿的交接处，食指在口内，拇指在口外，牙线需紧绷，成"C"形，上下刮牙缝的左右两个相邻面。清洁后牙区时，改用两手食指，同样把手指打直，才能够到后牙的牙缝。上下刮牙缝的左右两个相邻面。拉锯样动作把牙线放在两颗牙齿之间的牙缝，向牙龈方向轻柔地施加压力，左右拉动牙线，使牙线顺利滑入牙间隙。切勿使用暴力把牙线压进牙间隙，暴力会导致牙龈、牙乳头的损伤。牙线进入牙间隙后分别向口内、口外压紧牙线，左右拉动牙线，轻柔地上下彻底清洁前、后牙齿的邻面。然后向咬合面把牙线提拉出来。重复以上步骤，直到清洁好每一个牙邻面。完成全部牙齿清洁后，再做拉锯动作将牙线慢慢拉出。取出牙线后，漱口，以去除遗留下来的菌斑和食物残渣。牙线每进入 1 次牙缝内要更换一个牙线上的节段位置，保证始终以清洁的牙线去除邻面菌斑。

牙线棒是传统牙线的发展，是欧美国家发明的一种口腔产品，其目的是解决牙线使用的烦琐和绕在手指上的不适，牙线棒其实就是截取一小段牙线，通过一定的工艺固定在塑胶件上，这样使用起来更加简单，而且通过塑胶的固定，减少了缠绕在手指上牙线的浪费，更重要的是使用起来更容易找到牙齿缝隙，也杜绝了手直接接触口腔内壁，卫生程度大大提高。牙线棒有单线、双线、三线设计，可有效清除牙垢等嵌塞物，预防口臭、龋齿、牙周病。

一次性牙线棒具有体积小、携带方便、卫生的优点，平滑弧形牙线头设计，使用时不伤牙龈，不易断裂。但也有其不足的地方，例如，线太短，不及市面上传统牙线的有效使用线段长，并且一次性使用，成本高。

牙线棒通过牙线来清除牙缝隙内的残渣以及牙齿邻面的牙菌斑，以保持口腔卫生。当我们使用牙线棒时，只需轻轻地将牙线棒上的牙线对准两颗牙齿之间的牙缝，向牙龈方向轻柔地施加压力，使牙线顺利滑入牙间隙，牙线进入牙间隙后，通过手柄压紧牙线，通过移动牙线，轻柔地上下彻底清洁前、后牙齿的邻面。切勿使用暴力把牙线压进牙间隙，暴力会导致牙龈、牙乳头的损伤。或者可以上下齿缓慢咬合使牙线慢慢滑入牙缝，前后移动牙线棒的柄端剔除齿垢，然后向咬合面把牙线棒提拉出来。重复以上步骤，一个齿缝一个齿缝地逐个清洁，直到清洁好每一个牙邻接面。完成全部牙齿清洁后，将牙线棒丢弃。

无论使用传统牙线还是使用牙线棒，如果出现牙线难于滑进牙缝，可能由于牙石积聚的缘故，只需让专业的口腔科医生将牙石清除，情况会有所改善。一旦牙线出现拉丝的情况，并且还总在某一个牙缝出问题，那就值得注意了，有很大可能这个牙缝里有牙石，或者这个牙缝有龋坏，又或者这个牙缝里曾经的龋齿充填物出现了问题，这时需要去看口腔科医生了。

（三）牙间隙刷

牙间隙刷也称牙缝刷，是口腔日常维护中重要的清洁工具，然而并不是每个人都需要使用它。它是专门为清除牙缝内细菌而设计的，可以较容易进入细小的间隙，如牙周病导致的牙槽骨吸收和牙龈萎缩造成了牙间隙变大，或者老年人生理性牙龈萎缩造成的牙间隙增大时，就需要使用。牙间隙刷常用于清除牙间隙、根分叉、正畸矫正器周围等处的细菌。对于没有牙间隙存在的人群，如若强硬使用牙间隙刷，将导致牙龈的萎缩，牙间隙的生成，造成不可修复的损伤。

牙间隙刷有以下的优点：牙间隙刷的刷毛柔软，在剔除食物残渣的过程中几乎不会造成牙龈的损伤；牙间隙刷的刷头中轴是铁丝，可以弯成各个角度，更方便插入牙间隙进行清洁；牙间隙刷的手柄分 I 型和 L 型，I 型的适用前牙，L 型的适用后牙，选择合适的手柄操作起来更加方便、舒适；牙间隙刷还能清除牙齿邻面的牙菌斑，这是牙签所不能达到的。

牙间隙刷按大小可分为 SSS、SS、S、M、L、LL 多个型号，可根据自身牙缝大小进行选择。在使用时，把刷头尽量紧贴牙齿的牙龈边缘，将刷头斜向对准牙缝，轻轻转动插入牙间齿缝，刷上颌牙齿的时候，牙间隙刷的刷头稍稍朝下，避开龈乳头；同理，刷下颌的时候，牙间隙刷的刷头稍稍朝上；牙间隙刷不仅要从颊侧牙间隙进入，还要从腭侧牙间隙进入以便更好地清洁牙齿邻面，以保证刷牙的效果；当牙缝狭窄插入困难时，不要勉强插入，以防损伤牙龈；当刷毛完全插入牙缝后，不要旋转刷头，以防刷毛脱落，来回运动即可达到清洁的目的。牙间隙刷使用后，要及时冲洗并晾干，戴上刷毛保护壳。建议每周更换 1 次。

牙间隙刷清洁牙间隙的具体操作如下：首先从牙齿外侧进行清洁，清洁上排牙齿时，注意刷头倾斜向下，位置接近牙齿根部与牙龈边沿，然后慢慢将刷毛插入牙缝间，来回轻刷 2～3 次；清洁下排牙齿时，刷头倾斜向上。从牙齿内侧清理时，重复以上步骤，来回轻刷清理。清洁好之后，将牙间隙刷冲洗干净并及时晾干。戴上自带的刷头保护壳，保护刷毛。

牙间隙刷清洁牙齿矫治器的具体操作如下：刷头微斜向下，从上往下绕过矫治器弓丝缝隙，使刷毛倾斜地贴近牙齿与牙龈边沿，沿着牙缝与牙龈边沿，来回轻刷清洁牙缝与牙龈边沿。然后刷头微斜向上，从下而上绕过矫治器弓丝缝隙，使刷毛水平贴在托槽与弓丝间，沿着托槽与弓丝间缝隙，来回轻刷清理弓丝和牙套上的小部件。清洁好之后，将牙间隙刷冲洗干净并及时晾干。戴上自带的刷头保护壳，保护刷毛。

三、掌握正确的刷牙方法

（一）刷牙的作用

刷牙是保持口腔健康的重要方法。刷牙的目的在于清除牙面和牙间隙的菌斑、软垢与食物残屑，减少口腔细菌和其他有害物质，防止牙石的形成。刷牙最主要的目的是祛除牙菌斑，因为只有牙菌斑才能在牙齿表面形成稳定的附着，餐后大概 30 分钟到 60 分钟，牙菌斑就能在牙齿表面形成稳定附着，因此建议餐后 15 分钟到 30 分钟内刷牙效果最佳，能有效预防牙菌斑的形成。刷牙后可使口腔在一定时间内保持清洁，通过正确的刷牙可以预防龋坏以及牙周病发生、发展。

儿童的口腔健康是非常重要的一件事情，如果不好好刷牙，儿童在乳牙列阶段会引起乳牙的龋病、牙髓炎、根尖病，有可能会破坏根尖区后继的恒牙的牙胚，使得牙胚不能萌出或者牙胚完全消失，引起根尖区的囊肿，使得恒牙埋伏。如果在恒牙列阶段不好好刷牙，会非常容易出现龋病、牙髓病、根尖周病，也可以引起牙龈炎、牙周病。有些年轻人，本来牙齿应该非常牢固，但是由于每天不好好刷牙，多数牙齿出现了松动，影响进食。牙齿刷得好与坏会影响儿童的营养摄取与健康。

美国牙医协会建议每日至少刷牙两次，睡前一次，早起一次，睡前这一次尤其重要。我们更建议三餐后尽快刷牙，以保持口腔健康。

（二）正确的刷牙方式

刷牙的重点部位应是牙齿和牙龈的交界处以及牙缝内。为保证能刷到这些部位，刷毛应与牙面呈 45°。移动牙刷时不应横拉，应在放置处原位颤动数次后再竖刷，力量一定要轻柔。并非刷牙越用力越干净。刷前牙舌侧面时，可将牙刷竖起，上下移动牙刷。刷牙最好在饭后进行。

刷牙齿外表面：将牙刷的刷毛与牙齿表面呈 45°，斜放并轻压在牙齿和牙龈的交界处，轻轻作小圆弧状来回刷动作（就是来回画圆），上牙从上往下刷，下牙从下往上刷，注意轻刷牙龈，适当按摩可促进其血液循环。

刷牙齿咬合面：将牙刷平放在牙齿上，力度适中来回刷牙齿咬合面，仔细地把咀嚼面的牙缝清理干净。

刷牙齿内侧面：竖起牙刷用牙刷前端刷毛，轻柔地上下刷牙齿内表面，将牙缝清理干净。

轻刷舌头表面：最后别忘了把舌头也刷一刷，从舌根向舌尖轻柔地刷，去除舌苔，消除细菌，保持口气清新。

（三）常用的刷牙方法

1. 圆弧刷牙法　儿童的牙缝很大，不清洁干净很容易出现龋齿。对于儿童，推荐使用圆弧刷牙法（Fonts 刷牙法）。

刷牙步骤：在闭口即上下牙咬在一起时，将牙刷放入口腔前庭，刷毛轻度接触上颌最后磨牙的牙龈区，用较快、较宽的圆弧动作，较小的压力从上颌牙龈拖至下颌牙龈。前牙切缘对切缘接触，作连续的圆弧形颤动，舌侧面与腭侧面需往返颤动，由上颌牙弓到下颌牙弓。

2. 巴氏刷牙法　是目前牙医们最为推荐的刷牙方法，也是经美国牙医协会权威认证，有效去除牙龈附近及龈沟内菌斑的刷牙方法。

刷牙步骤：刷上排牙齿时，将刷毛朝上与牙齿呈 45° ~ 60°，刷下排牙时，将刷毛朝下呈 45° ~ 60°。刷牙时，将刷毛向牙龈处轻压，贴近牙面，两颗两颗来回刷，此动作可以让刷毛深入刷到牙龈沟里面，清洁牙周与牙齿部分。

刷牙齿内侧时，刷毛与牙齿仍呈 45° ~ 60°，两颗两颗来回刷，以清洁牙龈与牙齿。尤其是下腭磨牙内侧的位置最难刷干净，容易因为有舌头阻碍、感到恶心而不容易清洁。记得要放轻松、练习用鼻子呼吸，避开舌头，刷到牙齿和牙龈交界处才正确。

刷牙齿咬合面时，刷毛与牙齿面呈直角，以水平方式，同样是两颗两颗来回刷，每两颗牙约刷 10 次。切记不可一次刷一整排牙齿，这样刷容易伤害牙龈与牙齿。

注意：牙刷刷毛要同时刷到一部分牙龈、一部分牙齿才算正确，只刷牙齿而没有刷到牙龈，牙菌斑堆积在牙齿和牙龈交界处，容易导致牙龈炎、牙周病与龋齿。

刷上排牙时刷毛向上，刷下排牙时刷毛向下，覆盖一点牙龈，牙刷作水平短距离的运动。

将牙刷与牙长轴呈45°，指向根尖方向（上颌牙向上，下颌牙向下），按牙龈和牙齿交界区，使刷毛部分进入龈沟，部分铺于龈缘上，并尽可能伸入邻间隙内，用轻柔压力，使刷毛在原位作前后方向短距离的水平颤动10次。颤动时牙刷移动仅约1mm，每次刷2～3颗牙。

3. 水平颤动拂刷法（改良巴氏刷牙法）　是一种有效清除龈沟内和牙面菌斑的刷牙方法。水平颤动主要是去除牙颈部及龈沟内的菌斑，拂刷主要是清除唇（颊）舌（腭）面的菌斑。

刷牙步骤：将刷头置于牙颈部，刷毛指向牙根方向（上颌牙向上，下颌牙向下），刷毛与牙长轴大约呈45°，轻微加压，使刷毛部分进入牙龈沟内，部分置于牙龈上。

从后牙颊侧以2～3颗牙为一组开始刷牙，用短距离水平颤动的动作在同一部位数次往返，然后将牙刷向牙冠方向转动，拂刷颊面。刷完第一个部位后，将牙刷移至下一组2～3颗牙的位置重新放置，注意与前一个部位保持有重叠的区域，继续刷下一个部位，按顺序刷完上下牙齿的唇（颊）面。用同样的方法刷后牙的舌（腭）面。

刷上前牙舌面时，将刷头竖放在牙面上，使前部刷毛接触龈缘，自上而下颤动。刷下前牙舌面时，自下而上颤动。刷咬合面时，刷毛指向咬合面，稍用力作前后来回刷。

（四）刷牙注意事项

如果刷牙方法不当，会引起各种不良后果。在刷牙时，注意对刷牙力量的控制，如力度过大，易引起软组织损伤，最常见的是牙龈萎缩，因此使用轻柔力量刷牙也尤为重要，牙齿的清洁是通过轻柔的力量进行循环往复动作来实现，通过相同动作的重复使滞留在牙齿表面大块食物残渣由大变小，由有到无，达到清洁的目的。而且刷牙只能顺着牙齿的长轴方向进行，切不可横向刷牙，否则易引起牙体硬组织的损伤，多为牙颈部的楔状缺损，并由此而引起牙颈部敏感。在刷牙时还应注意：建议选用软毛牙刷，选择牙膏时慎选含有粗糙摩擦剂的牙膏。

四、定期局部涂氟

（一）涂氟的作用

儿童牙齿涂氟，是目前国际上一致认可的，行之有效的防龋方法，它在国外早就开展多年，已成为一种常规的儿童牙齿保健的方法。儿童6～12岁属于龋齿的高危险期，所以牙医建议：儿童防龋除了使用牙刷与牙线外，应对每颗牙齿表面进行氟化处理，即涂氟。

氟，是一种化学元素，它在自然条件下比较活泼，以氟化物的形式存在。氟化物能抑制口腔中细菌的生长、抑制细菌产酸：细菌分解代谢口腔内食物残渣产酸，酸溶解牙齿中的矿物质形成龋坏，氟化物对该过程有抑制作用，因此氟化物能增强牙齿抵抗力、减少过敏；氟化物同时促进牙齿的矿化，从而使牙齿更加坚固。医学上将牙齿表层釉质溶解称为脱矿，氟化物能降低牙齿表层釉质的溶解度，并促进釉质再矿化。相同酸度，如果存在氟化物，牙齿的溶解度降低，不容易发生龋坏，当微小龋坏发生后，暴露在氟化物中，可以在一定程度上使龋坏逆转；氟化物还能影响牙齿的形态结构，在牙齿发育期间摄入适量氟化物，可以使得牙尖圆钝、沟裂变浅。这种形态改变可以使牙齿易于自洁，抵抗力增强。

涂氟，是使用一种高浓度氟化物涂抹在牙齿表面，对牙齿表面进行氟化处理，在短时间内，含氟制剂在牙齿的表面停留，为牙齿局部提供较高浓度的氟，使牙齿表面形成一层保护膜，就像是给牙齿穿上一件薄防龋衣，可不断地向牙齿缓慢、持续地释放氟离子，可以阻止酸对牙齿的侵蚀，增强牙齿的抗龋能力，并使牙齿再矿化，变得坚固，起到预防龋齿的效果。

1994年世界卫生组织口腔健康状况与氟化物专家委员会对氟防龋的机制研究指出：牙齿萌出后，口腔内保持恒定的低氟水平时，防龋最为有效。氟过量会导致中毒，氟的中毒剂量是5mg/kg。儿童涂氟，由于涂氟材料品牌的不同，一次使用的含氟量会有差异，但不论使用何种品牌、规格的产品，一般含氟量会控制在10mg以内。因此，全口一次涂氟的剂量远远达不到中毒剂量，而且在儿童牙齿涂氟时，为了让氟保护漆有充足的凝固时间，会在涂氟完成后要求张口1分钟，这样能真正吞咽进肠胃的氟就更少，因此给儿童涂氟不用过于担心。

（二）涂氟过程

涂氟过程全程无创、时间短，需由专业的口腔医务人员来完成。

（三）涂氟后注意事项

涂氟后氟化物需在牙齿上留存一段时间，以保证有足够浓度的氟能够留下来并固化。所以，涂氟后2小时内不要喝水、漱口；4小时不要进食；当天也不需要刷牙。涂氟虽然防龋齿有效，但不是一劳永逸，美国牙医协会建议儿童每3～6个月涂氟1次。涂氟不能代替刷牙，涂氟后仍需清洁牙齿，建议定期找口腔医生检查牙齿，如发现龋齿要尽早治疗。

（四）含氟牙膏的使用

一般含氟牙膏的含氟量为1000ppm（ppm为parts per million缩写，表示10^{-6}），即1g牙膏含1mg氟。因此，儿童在刷牙时应有家长在旁监护，督促其吐掉泡沫，避免将含氟牙膏吞咽。建议：挤豌豆大小牙膏，并且把牙膏压到牙刷毛里，这样避免儿童把牙膏当果冻直接吃了。

五、"六龄齿"窝沟封闭

（一）窝沟封闭的作用

我国青少年 90% 以上的龋发生在磨牙的窝沟处。窝沟即磨牙咬合面凹陷的部位，磨牙初发育时，这些窝沟非常深，食物嵌塞进去后很难通过刷牙清理干净，食物在窝沟里由于口腔细菌作用，很容易造成龋坏，这种龋称为窝沟龋。"六龄齿"的萌出时间最早，是窝沟龋最好发牙齿，一旦龋坏，"六龄齿"易过早脱落，所以保护好儿童的"六龄齿"十分重要。窝沟封闭是预防恒磨牙窝沟龋最有效的方法，该技术在国际上已有 50 多年使用历史。

窝沟封闭是指在不损伤牙体组织的前提下，通过使用高分子窝沟封闭材料涂布于牙冠咬合面、颊舌面的窝沟点隙，使之形成一层保护性的屏障覆盖在窝沟上。窝沟封闭后，一方面可使窝沟内原有的细菌断绝了营养的来源，逐渐死亡；另一方面使外面的细菌不再进入窝沟内，从而达到预防窝沟龋的目的。窝沟封闭使用的高分子材料称为窝沟封闭剂，具有一定的流动性，当窝沟封闭剂流入并渗透窝沟后进行固化，固化后的窝沟封闭剂会变硬，并与沟壁紧密黏合，把牙齿的窝沟填平，使牙面变得光滑易清洁，并具有一定的抗咀嚼压力，从而能够阻止细菌及酸性代谢产物对牙体的侵蚀。并且窝沟封闭剂固化后无毒，对人体无害。所以窝沟封闭是一种无痛、无创、安全的龋齿预防方法。

6～8 岁是最适合做窝沟封闭的年龄，因为此时"六龄齿"已经萌出，该牙是患龋齿率最高的牙齿，所以窝沟封闭要在儿童"六龄齿"完全萌出，尚未发生龋坏时抓住时机及时进行。

（二）窝沟封闭过程

窝沟封闭过程简单，需要由口腔医务人员来完成。

（三）窝沟封闭后注意事项

"六龄齿"进行窝沟封闭后，封闭剂一般可以长期保留，窝沟龋的发生率也会显著降低，但不是一劳永逸。牙齿在咀嚼时可能会使窝沟封闭剂磨耗或脱落，仍可能发生窝沟龋坏，因此需定期复查，最好在 3 ～ 6 个月复查 1 次，如发生脱落应重做封闭。当然，窝沟封闭不能代替刷牙来防龋，通过刷牙等保持牙齿清洁手段仍是重要的防龋措施。

六、定期进行口腔检查

口腔健康是全身健康的一面镜子，定期进行口腔检查可以早期发现一些特定的全身性疾病。所以，定期进行口腔检查，是一项维护全身健康必不可少的重要措施。

（一）什么是定期口腔检查

定期口腔检查，即在自己没有口腔疾病或没有任何口腔不适的情况下，定期让口腔医务人员进行的口腔健康检查。通过口腔医务人员的帮助，获得口腔保健知识，学会正确有效的自我口腔保健方法，还可在口腔医务人员的帮助下了解自己的口腔健康状况，并可早期发现问题，及时治疗，将口腔疾病消灭在萌芽阶段，从而维护口腔健康。

（二）为什么要定期口腔检查

定期口腔检查非常重要，因为很多口腔疾病在早期没有不适症状，等有症状后为时已晚，有些疾病造成的破坏是不可逆的，定期进行口腔健康检查，能早期发现口腔疾病，及时治疗。口腔常见疾病如龋病等，多缓慢发生，早期无明显症状，一般不易自我察觉，等到出现疼痛等不适症状时，可能已经波及牙髓，不但给生活和学习带来不便，而且治疗起来复杂，患儿也会遭受更多痛苦，只能尽力修补或勉强维持。花费也会相应增多，而且往往治疗效果差，甚至有些情况下需要拔除患牙导致牙齿缺失，治疗效果不如早发现早治疗好。

儿童定期口腔健康检查特别重要，因为在此阶段，儿童生长发育快、变化大，又处于乳牙、恒牙交替阶段。定期检查可以了解乳牙的脱落情况、恒牙胚的发育状况以及牙列发育、咬合关系的建立等，便于早期发现问题，及时治疗有问题牙齿，纠正不良口腔习惯，预防和矫正牙颌畸形，有利于儿童的健康成长。儿童一般以每 3 个月检查 1 次为宜。

（三）定期口腔检查的内容

1. 制订诊疗计划 通过定期检查口腔状况，了解牙齿有无缺损或缺失，是否有早期龋齿，口内原补牙材料是否松动、脱落，必要时进行辅助检查，借助 X 线片，了解可疑龋、错颌畸形等疾病。及时发现影响全身健康的口腔问题，发现问题越早，问题程度越小，一旦发现，及早诊断，尽早治疗，即"该补牙的补，该拔牙的拔，该正畸的正畸"，帮助恢复口腔健康。

2. 以预防为本的治疗 牙医会为孩子进行一些预防性治疗：如涂氟、"六龄齿"窝沟封闭等。口腔疾病的预防与疾病治疗相比，痛苦要小，治疗需时短，治疗费用低，省时又省力。

3. 个别口腔护理辅导 通过检查可评价口腔健康状况，口腔医务人员会根据儿童的口腔健康情况，针对性地提供专业的口腔保健建议，以及改善口腔卫生和健康的方法，例如，通过刷牙指导，使儿童掌握正确的刷牙方法，养成良好的日常生活习惯；通过饮食指导，提供科学饮食的知识，使儿童形成良好的饮食习惯。

4. 提供口腔保健咨询 可向口腔医务人员了解日常生活中影响口腔健康的因素，学习如何在日常生活中正确有效维护口腔健康，例如，牙线的使用方法、辅助清洁工具的使用方法等。

坚持定期进行口腔检查，是维护口腔健康，促进全身健康的重要措施之一。如果能坚持定期进行口腔检查，就已经向健康口腔迈进了一大步。